ALHO

Editoração Eletrônica
©Brava Propaganda

Design de Capa
©Brava Propaganda

Compilação e Texto
Selma Rutzen

Revisão
Cristina Klein

IMPRESSO NA CHINA
www.eko.com.br

Dados Internacionais de Catalogação na Publicação (CIP)
(Câmara Brasileira do Livro, SP, Brasil)

---

Alho / [compilação e texto Selma Rutzen]. --
Blumenau, SC : Editora Eko, 2008. -- (Saúde
Básica)

Bibliografia.
ISBN 978-85-7324-679-7

1. Alho 2. Alho - Uso terapêutico 3.Culinária
(Alho) 4. Natureza - Poder de cura 5. Naturopatia
6. Saúde - Promoção I. Rutzen, Selma. II. Série.

07-8069 CDD-615.535

---

Índices para catálogo sistemático:

1. Alho : Alimento natural : Promoção da saúde :
Medicina natural 615.535

# ALHO

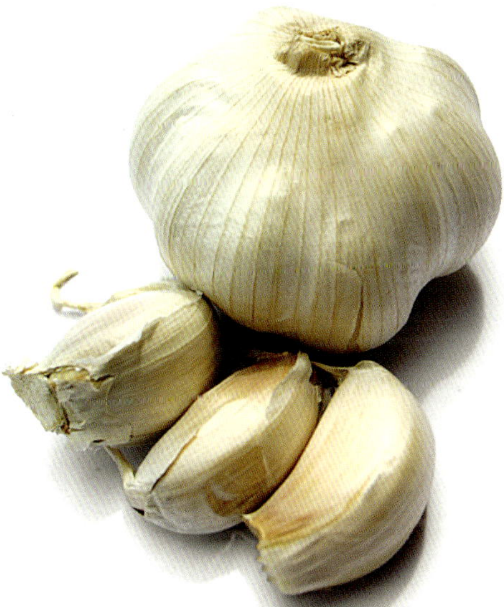

Editora EKO

# Índice

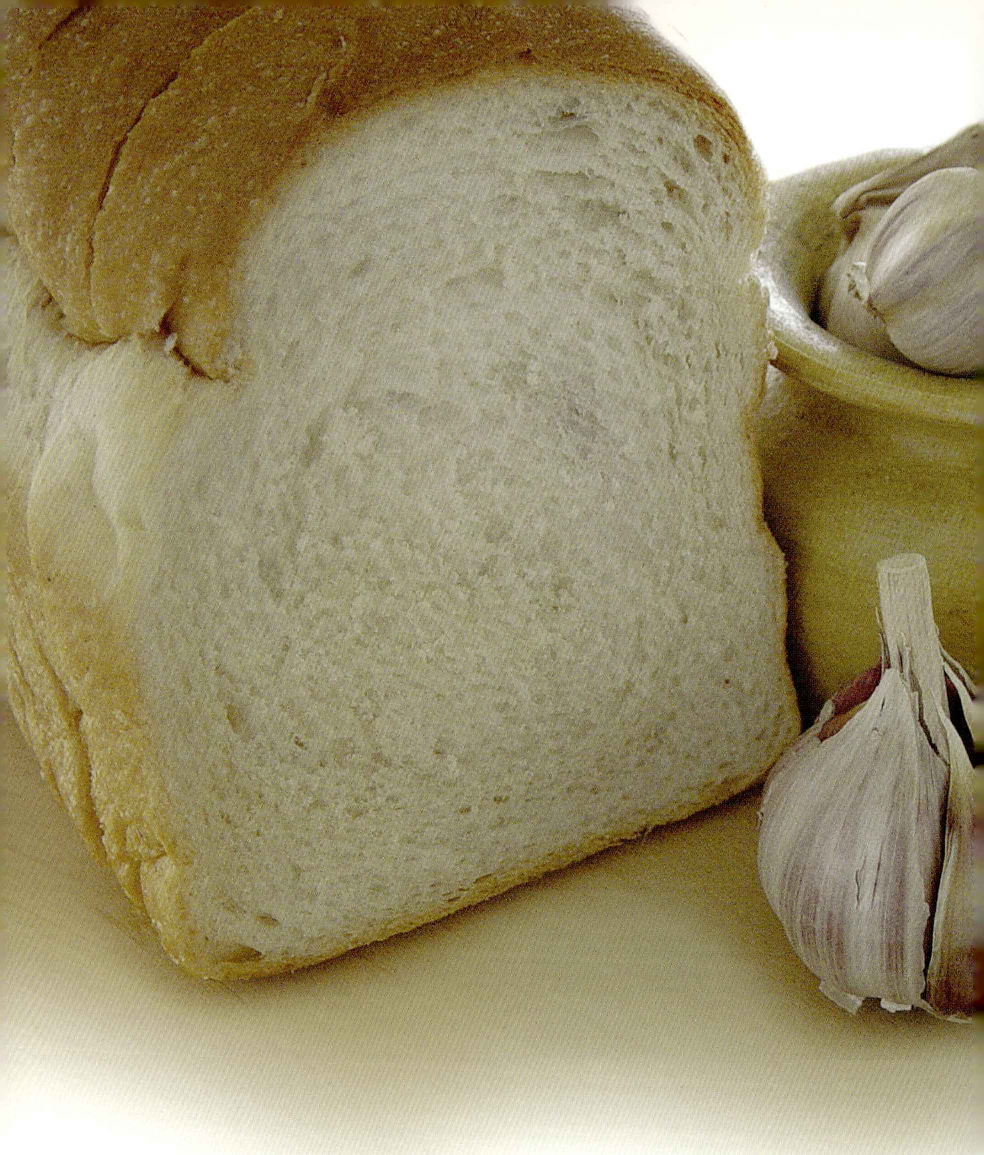

Com alhos e pão,
vive o homem são.

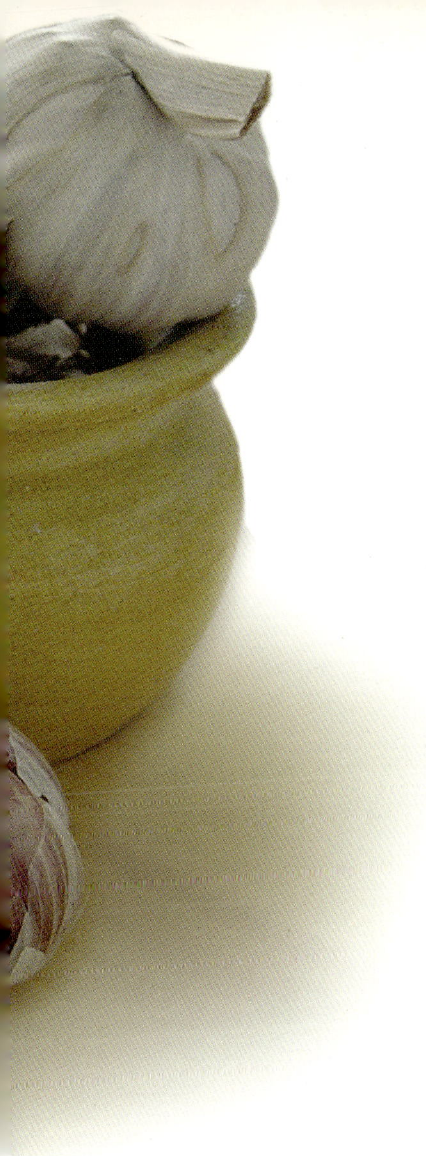

Alho em sua mesa,
com muita sutileza,
traz a riqueza da saúde natural.

É alho no pão e no feijão.
No jantar do rico e na
bóia fria do peão.
Alho! Saudável e rico.
Não me faça passar pelo mico de
cheirar
quando beijar.

Alho em sua mesa,
espanta com certeza
o sangue doente
com apenas um dente.

Alho! Do lavrador, a riqueza.
Do cientista, a pesquisa.
Do popular, a mesura.
De alguns, até a frescura.
Do solo à mesa,
cheirando à fartura.

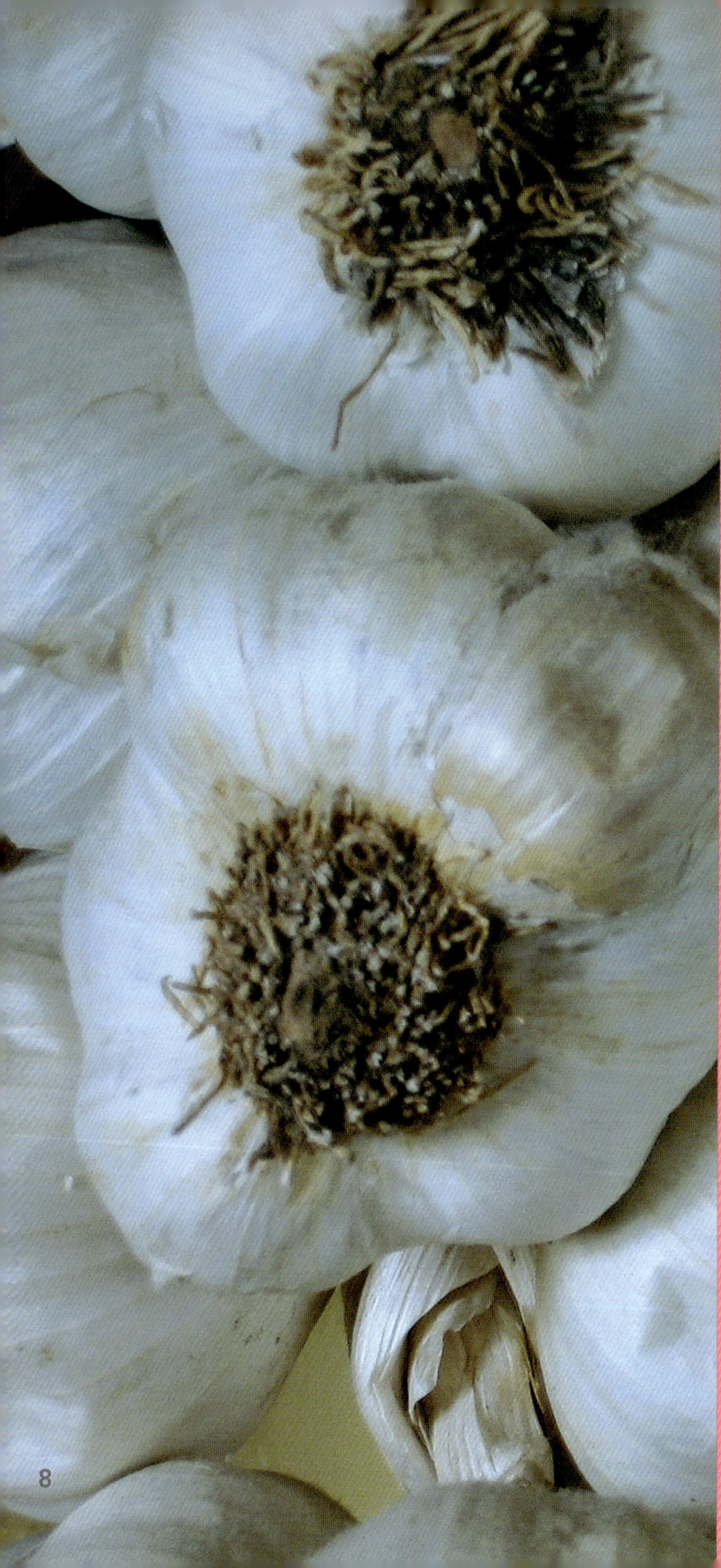

# Introdução

Uma planta conhecida no mundo inteiro. Na culinária, pelo sabor e aroma tão característicos. Na medicina, há séculos, pelas inúmeras propriedades terapêuticas.Nas crendices populares, pela proteção ao mau-olhado, tempestades e outras malignidades.

Este é o allium sativum, ou alho. Por toda a importância dessa planta milenar e pela necessidade de se conhecer mais sobre seus benefícios, é que proporcionamos ao leitor muitas informações, curiosidades e até diversão com o presente lançamento.

Afinal, quem não usa alho em sua cozinha? Quem não gostaria de conhecer mais uma utilidade dele? Seja em remédios caseiros, como coadjuvante no tratamento de muitas doenças, seja na culinária, para dar sabor aos alimentos do dia-a-dia. E até para espantar o mau-olhado e outras malvadezas.

Toda esta versatilidade será encontrada aqui, de forma simples e objetiva, de modo que você tenha prazer em viajar pelo mundo do alho.

# Origem e História do Alho

Segundo alguns pesquisadores, a origem do alho pode ter sido na região da Sicília, Itália. Já outros afirmam com mais segurança que essa planta provém da Ásia Central. O certo é que ele atravessou mares, montanhas, vales e desertos para chegar a todos os povos.

O alho já era utilizado pelos egípcios, durante a construção das pirâmides, quando os escravos eram com ele alimentados, pois se acreditava que aumentava o rendimento físico. Além disso, os egípcios da Antigüidade já sabiam que o consumo de alho proporcionava imunidade contra as epidemias típicas da época, como a cólera, o tifo e a varíola. Arqueólogos encontraram nas pirâmides de Quéops algumas inscrições que se referem aos poderes e ao uso do alho.

Na Babilônia, também empregavam os bulbos na alimentação e no tratamento de doenças respiratórias e problemas de pele. Os hebreus apreciavam-no de tal maneira que o levaram à Palestina, enquanto navegavam em busca de novas conquistas.

Nos tempos mais recentes e para benefício comprovado da humanidade, o cientista Louis Pasteur descreveu, em 1858, a ação antibacteriana do alho. Esta constatação científica de Pasteur vem sendo confirmada até os dias de hoje.

Durante a Primeira Guerra Mundial, o alho foi usado, especialmente pelos ingleses, para combater infecções e tratar de problemas como tuberculose e complicações das vias respiratórias.

A classificação botânica do alho é a de pertencer à família das Liliáceas, com o nome científico de allium sativum. Já o seu aroma forte é causado pela enzima chamada de alicina, ou óleo volátil sulforoso.

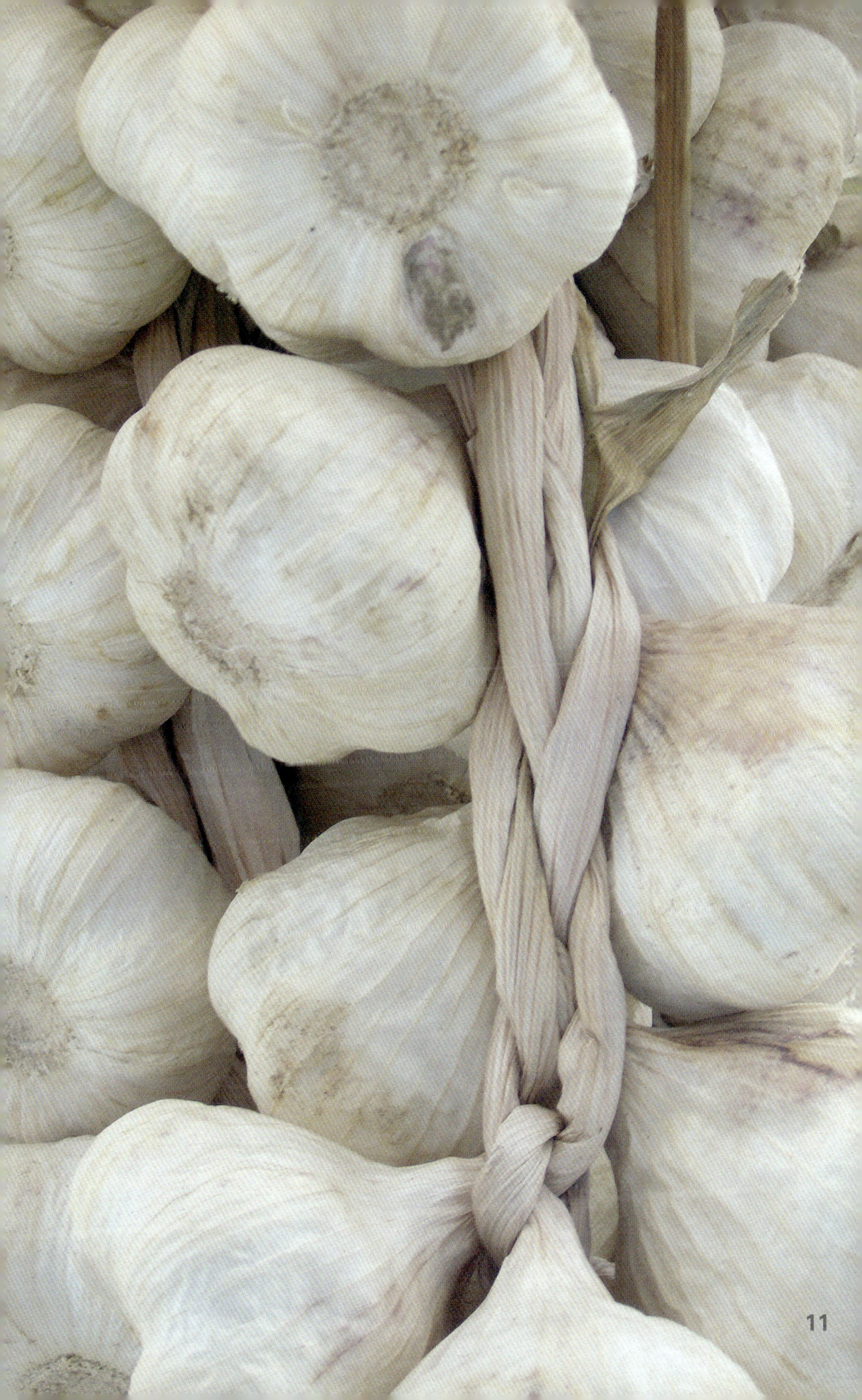

# Lendas e Crendices

Além das propriedades terapêuticas reconhecidas cientificamente, são atribuídas ao alho algumas características mágico-religiosas, as chamadas lendas populares, as quais inspiram a muitos e proporcionam diversão a outros.

Entre as muitas lendas do alho, a mais conhecida é a de que ele protege contra os espíritos do mal e energias negativas. Outra crença muito difundida é a de que o cheiro do alho afugenta os malefícios da bruxaria.

Os marinheiros gregos costumavam pendurar réstias de alho nos mastros dos seus navios, com a finalidade de escaparem das tempestades. Ainda, segundo a crença de muitos, alho pendurado na janela afasta o mau-olhado, a inveja e os vampiros que rondam as casas.

Uma antiga lenda islâmica afirma que, quando o diabo foi expulso do paraíso, brotou uma planta de alho no chão pisado pelo seu pé esquerdo, e uma cebola na marca de seu pé direito.

Na mitologia egípcia, o alho era uma das plantas mágicas, com poderes sobrenaturais. Na Odisséia, poema épico do grego Homero, Ulisses usa o alho para fazer Circe se apaixonar por ele e, assim, consegue se livrar de uma feiticeira malvada e temida.

**Receita para eliminar o mau-olhado** - Pendurar sete

dentes de alho amarrados em um cordão protege a casa de toda presença ruim.

**Receita para afastar cobras** - Réstias de alho, aplicadas pela casa, afastam cobras.

Para andar pela mata, cerrado ou outros locais habitados por cobras, usa-se colocar alho dentro das botas, sapatos ou meias. Com o atrito dos pés, o alho espalha seu cheiro forte, o que espanta as cobras e protege contra seus ataques.

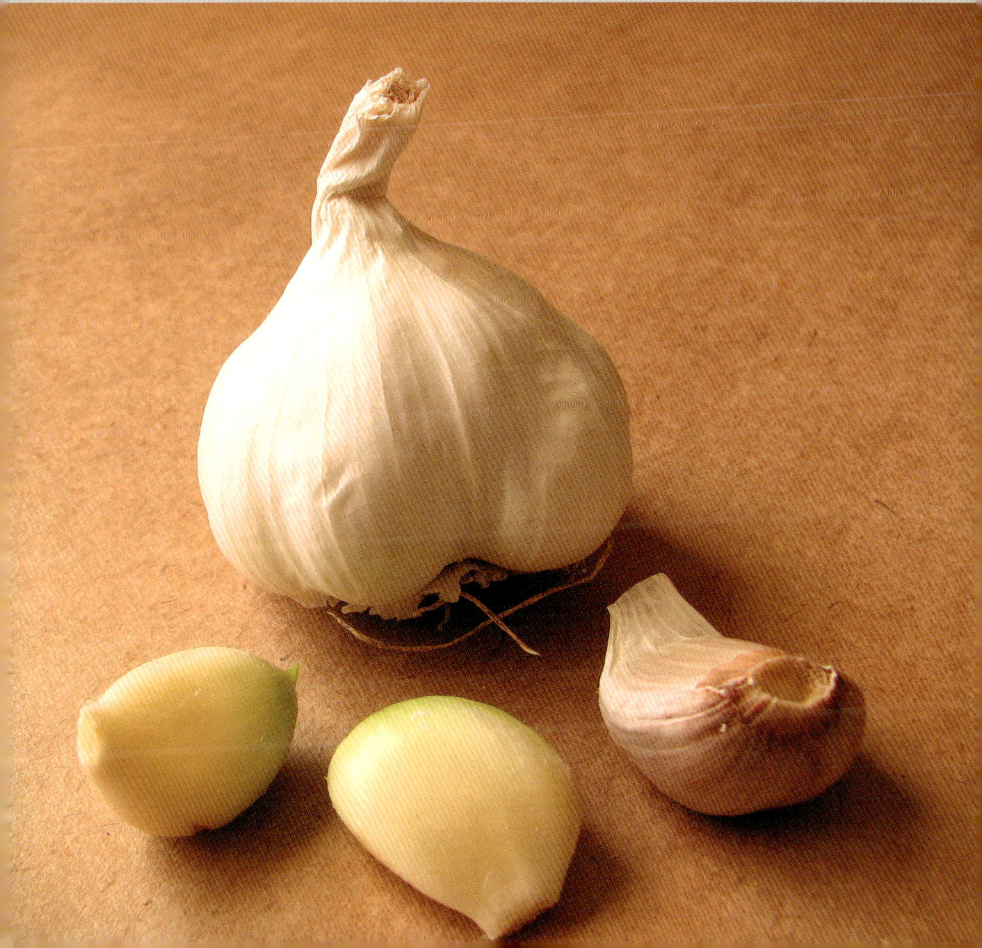

# O Alho e seus Provérbios

Nem só de utilidades vive o alho. É lembrado também quando se trata de brincadeiras. Na fartura e na fome. No comportamento. De dia e no sono.

Falo em alhos, responde-me em bugalhos.

Alho e pimenta, o fastio ausenta.

Em tempo nevado, o alho vale um cavalo.

O que mendiga tem fome, e o que arrota alhos come.

Onde alhos há, vinho haverá.

Com alhos e pão, vive o homem são.

Se queres ser bom alheiro, planta os alhos em janeiro.

Alho e pimenta sempre alimentam.

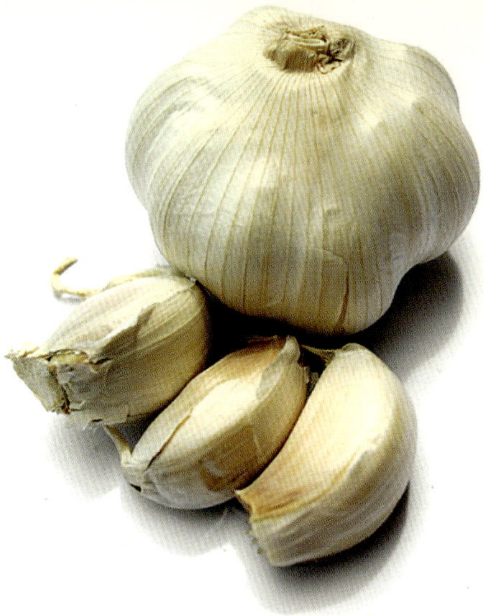

# De que é composto o Alho?

100 gramas de alho contêm:

- Água: 59g
- Ferro: 1,7mg
- Calorias: 149 kcal
- Lipídios: 0,2g
- Carboidratos: 29g
- Fibra: 4,3g
- Potássio: 400mg
- Cálcio: 181mg
- Fósforo: 153mg
- Magnésio: 25mg
- Sódio: 17mg
- Vitamina B: 63,33mg
- Vitamina C: 31mg

# Uso Terapêutico

As propriedades do alho são reconhecidas e aprovadas pela ANVISA/MS (Agência Nacional de Vigilância Sanitária/Ministério da Saúde. Fonte RDC 17, de 24 de fevereiro de 2000), como indicação terapêutica. Está comprovado ser o uso constante da planta um coadjuvante no tratamento de hipertensão arterial leve, e de prevenir o aparecimento da arteriosclerose (Brandão 2003).

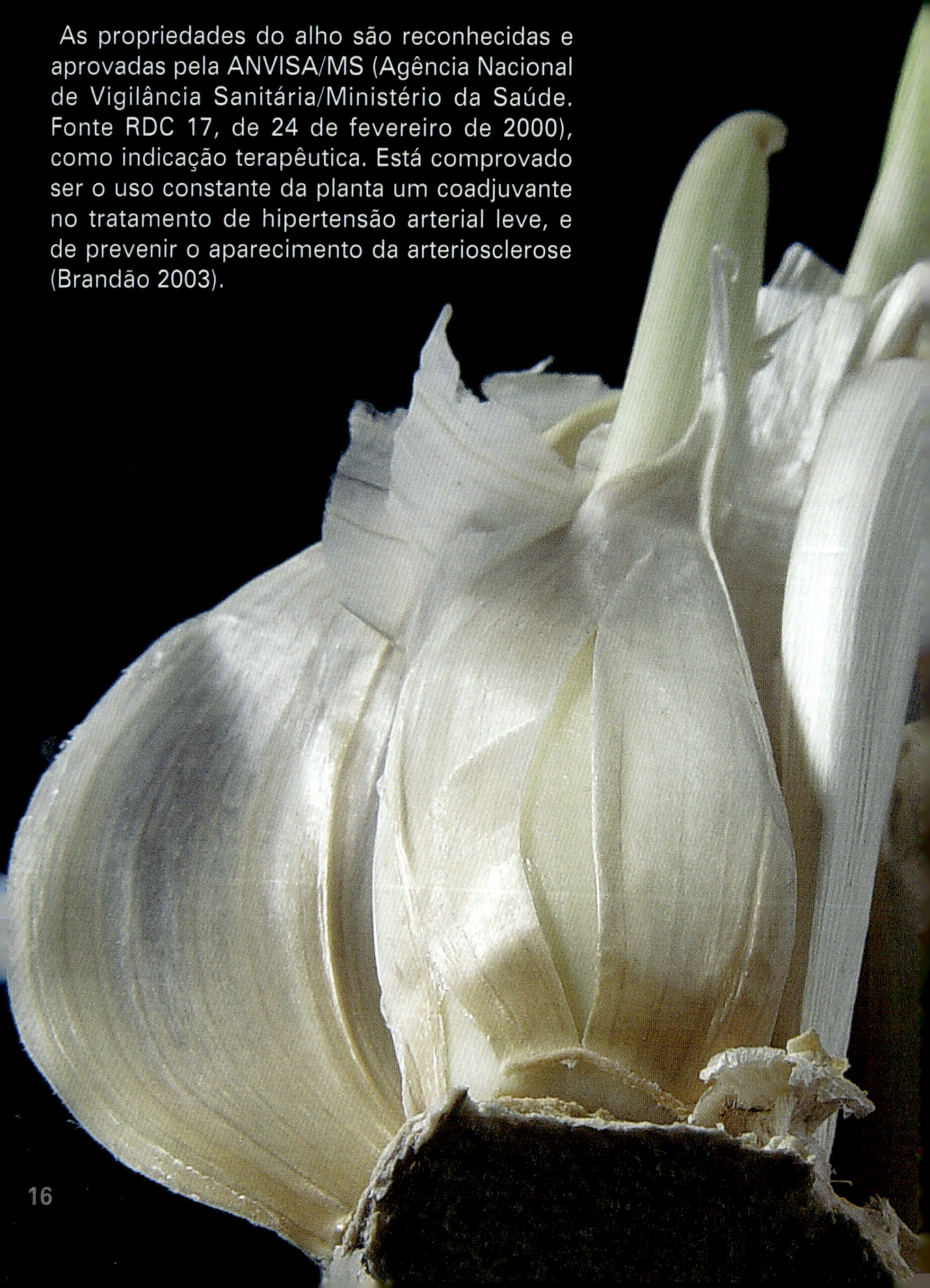

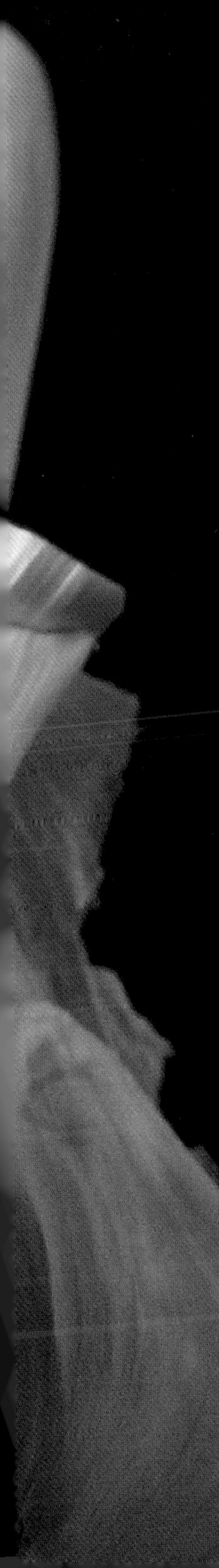

Quem consome diariamente 1,2g de alho seco ou 4g de alho fresco:

- Aumenta a longevidade.
- Reduz riscos de enfarte.
- Aumenta o fator imunológico do organismo.
- Consome coadjuvante no tratamento da hipertensão arterial.
- Reduz o colesterol DL (ruim).
- Aumenta o colesterol HDL (bom).
- Apresenta melhor circulação sangüínea.
- Previne o aparecimento da arteriosclerose.
- Consome um vasodilatador, coadjuvante do tratamento da impotência, portanto.
- Adquire tratamento da infecção das vias urinárias.
- Combate bactérias e vírus, pois o alho tem propriedade antibiótica, antifúngica, antiviral, antimicrobiana, antiinflamatória, anti-séptica e vermífuga.
- Previne o câncer.
- Consome um auxiliar da digestão e excitante da mucosa intestinal e estomacal.

Pesquisas recentes apontam ser o alho um poderoso anticancerígeno, pela composição de enxofre e flavonóides, que previnem o aparecimento de células cancerígenas no estômago, fígado e intestinos.

# Modo de Usar o Alho na Prevenção da Saúde

**Ter o hábito de consumir alho regularmente é a melhor maneira de aproveitar os benefícios que esse elemento da natureza proporciona. Entretanto, pode ocorrer que nos perguntemos como e quanto alho é o ideal para que o organismo tire o máximo de proveito.**

**Arteriosclerose:** misturar na alimentação três dentes de alho cru, picados, três vezes por semana.

**Calos e verrugas:** colocar a pasta do alho amassado sobre a verruga e calos. Deixar por uma hora sobre o local.

**Colesterol:** tomar chá de infusão, feito com dois a três dentes de alho amassados. Consumir diariamente um dente de alho amassado em uma colher de sobremesa de azeite de oliva. Pode ser misturado à alimentação ou puro. Para prevenir o colesterol, o alho também pode ser consumido in natura e à vontade.

**Diurético:** aplicar alguns dentes de alho amassados sobre a região da bexiga. Tomar chá de infusão feito com um dente de alho amassado e uma xícara de água fervendo. Deixar descansar o chá por aproximadamente 15 minutos.

**Dor de dente:** colocar alho amassado sobre o dente dolorido.

**Dor de ouvido:** um dente de alho amassado, misturado com uma colher de sobremesa de azeite de oliva morno. Pingar três gotas no ouvido e tampar com algodão.

**Feridas infecciosas:** a ferida deve estar limpa para que se aplique a mistura de alho amassado e azeite de oliva.

**Frieira:** aplicar alho amassado entre os dedos afetados.

**Problemas gastrointestinais e hemorróidas:** consumir alho in natura nas refeições.

**Herpes:** colocar sobre o local afetado um dente de alho amassado, duas vezes ao dia. Deixar por aproximadamente uma hora.

**Hipertensão arterial:** a tintura de alho é um coadjuvante no tratamento da hipertensão, e deve ser tomada três vezes ao dia uma colher de chá misturada a meio copo de água. O modo de preparar encontra-se em RECEITAS TERAPÊUTICAS.

O alho in natura, consumido regularmente, também é um coadjuvante no tratamento da hipertensão.

**Impotência:** sendo o alho um vasodilatador, seu consumo regular atua diretamente sobre a impotência.

**Inflamação da garganta:** preparar um emplastro com alguns dentes de alho amassados e misturados ao suco de limão e mel, para que forme uma pasta. Em seguida, aplicar sobre a garganta, cobrindo com um plástico e depois com um pano. Deixar por 15 minutos e lavar bem o local com água morna. O emplastro deve ser usado logo após o preparo. Não deixar armazenado.

**Insônia:** tomar todas as noites, duas horas antes de deitar, um preparado feito com uma xícara de leite fervendo misturado a um dente de alho amassado e a um pouco de mel. Deixar em infusão por 10 minutos antes de beber.

**Pneumonia:** o consumo habitual de alho previne a doença, uma vez que se trata de um antibiótico natural.

**Prisão de ventre e problemas intestinais:** o alho amassado e misturado com azeite de oliva deve ser tomado pela manhã.

**Problemas circulatórios:** fazer do consumo de alho um hábito; por si só já é coadjuvante na circulação sangüínea. Porém, este hábito pode ser concentrado ao se ingerir uma colher de chá de tintura de alho misturada a meio copo de água, antes de dormir. Ver em RECEITAS TERAPÊUTICAS.

**Problemas de pele, picadas de insetos:** lavar a área afetada e deixar aplicado sobre o local, por alguns minutos, algodão embebido em tintura de alho, cujo preparo encontra-se em RECEITAS TERAPÊUTICAS.

**Resfriados, tosse, rouquidão e bronquite:** o consumo regular de alho, por conter propriedades antibióticas, é coadjuvante no tratamento dessas doenças viróticas. Entretanto, quando houver crises, aconselha-se tomar chá de infusão preparado com um dente de alho para uma xícara de água fervendo, três a quatro vezes ao dia, durante quatro dias. Este tratamento e o uso do alho também podem ser substituídos por duas ingestões diárias de dez gotas de tintura de alho, cuja receita encontra-se no título RECEITAS TERAPÊUTICAS.

**Reumatismo:** fazer um emplastro com alguns dentes de alho amassados e misturados a mel ou azeite, ou gordura vegetal, de modo que forme uma pasta. Aplicar sobre o local afetado e cobrir com um plástico, um pano e, por último, uma bolsa com água quente. Ao lavar após meia hora, use água bem morna.

**Sarna:** esfregar a parte afetada com alho amassado, misturado a azeite de oliva. A tintura de alho (RECEITAS TERAPÊUTICAS) também pode ser aplicada, deixando-a por aproximadamente 15 minutos sobre a pele.

**Tosse:** tomar quatro vezes ao dia o xarope cujo preparo se encontra nas RECEITAS TERAPÊUTICAS.

**Tuberculose:** esta doença encontra no chá de infusão de alho ajuda no tratamento. Além disso, o consumo regular de alho in natura ajuda a evitar a contração da doença.

**Vermes:** também estes parasitas são combatidos tomando-se meia xícara de leite e dois dentes de alhos picados, tudo fervido e adoçado com mel. Tomar duas a três vezes ao dia, durante cinco dias.

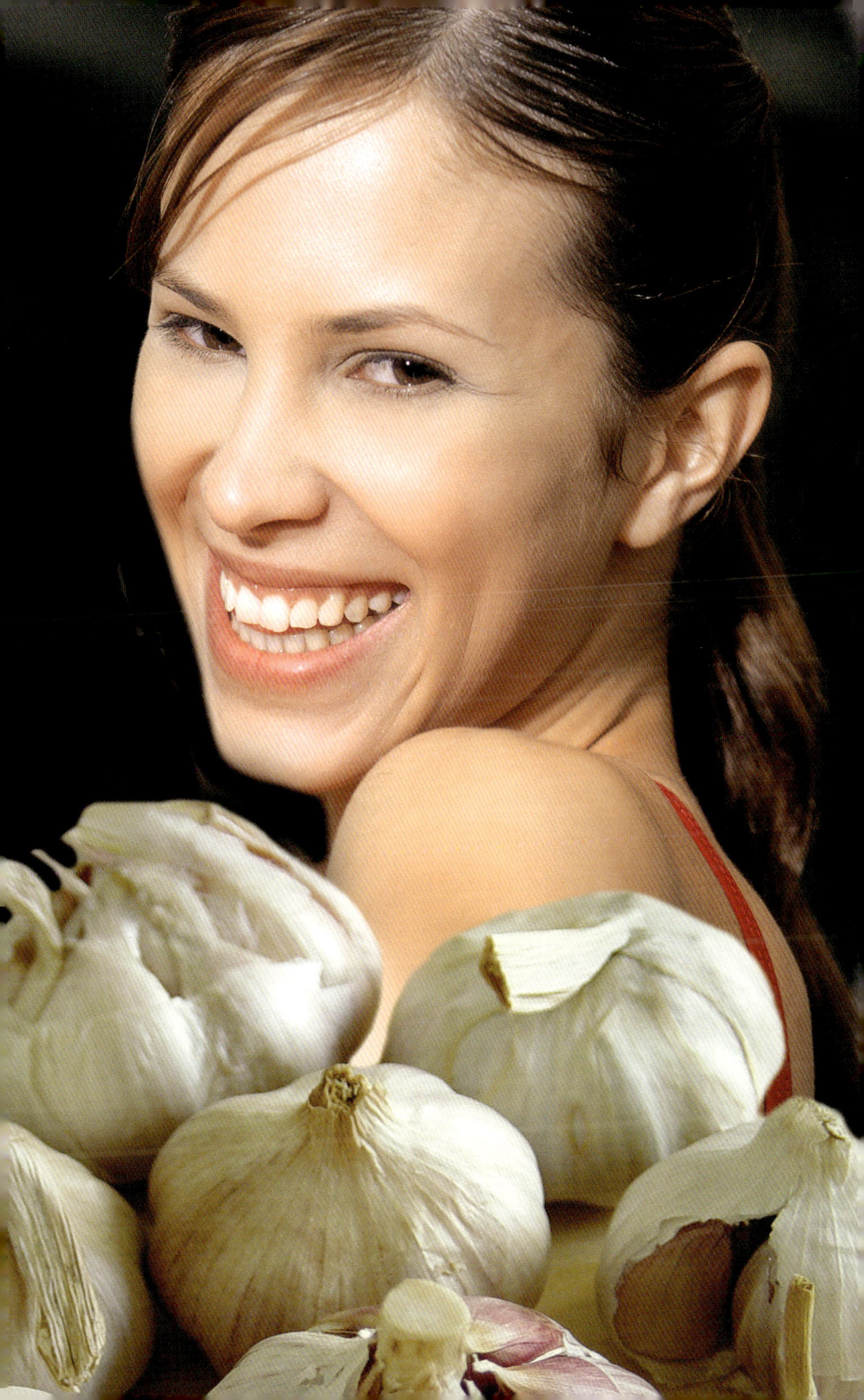

# Receitas Terapêuticas

**Como preparar a tintura de alho:** moer ou amassar alho na quantidade de uma xícara de cafezinho e cinco xícaras de álcool 92° GL (álcool de farmácia). Misturar o alho ao álcool e deixar em descanso por 10 dias. Depois, coar a mistura e guardá-la em recipiente de vidro bem fechado.

**Xarope expectorante de alho e gengibre:** ralar 250 gramas de gengibre e misturar com 250 gramas de alho amassado. Colocar tudo em uma garrafa bem limpa. Acomodar a mistura de modo que ocupe aproximadamente metade da garrafa. Adicionar 100 ml de pinga, cerveja preta ou conhaque. Completar com mel e fechar com uma rolha. Aconselha-se lacrar com cera de abelha ou resina. Guardar em local escuro, por seis meses, após o que estará pronto para ser usado.

**Extrato de alho:** indicado para problemas circulatórios e respiratórios. Bater, no liqüidificador, 350g de alho descascado com 250ml de aguardente. Em seguida, guardar na geladeira, em recipiente bem fechado, por 12 dias. Após, coar em tecido, espremendo bem. Colocar novamente na geladeira, em vidro escuro ou protegido da luz por papel-alumínio. Após dois dias, colocar o conteúdo em um recipiente conta-gotas. Usar conforme tabela ao lado.

Este tratamento é aplicado por aproximadamente um ano, e

| Dia | Café da Manhã | Almoço | Jantar |
|---|---|---|---|
| 1º dia | 1 gota | 2 gotas | 3 gotas |
| 2º dia | 4 gotas | 5 gotas | 6 gotas |
| 3º dia | 7 gotas | 8 gotas | 9 gotas |
| 4º dia | 10 gotas | 11 gotas | 12 gotas |
| 5º dia | 13 gotas | 14 gotas | 15 gotas |
| 6º dia | 16 gotas | 17 gotas | 18 gotas |
| 7º dia | 17 gotas | 16 gotas | 15 gotas |
| 8º dia | 14 gotas | 13 gotas | 12 gotas |
| 9º dia | 11 gotas | 10 gotas | 9 gotas |
| 10º dia | 8 gotas | 7 gotas | 6 gotas |
| 11º dia | 5 gotas | 4 gotas | 3 gotas |
| 12º dia | 2 gotas | 1 gota | 15 gotas |
| 13º dia em diante | 25 gotas | 25 gotas | 25 gotas |

não deve ser repetido antes de cinco anos.

**Contra-indicações:** o consumo de alho por lactantes pode provocar cólicas no bebê. Crianças, pessoas com pressão baixa, com problemas estomacais e de úlceras, portadores de dermatites, acidez de estômago, hipertireoidismo e hemorragias devem consumir alho com moderação. É contra-indicado para pessoas no pré e pós-operatório, com trombocitopenia, tratamento com anticoagulantes ou com hemostáticos, e para quem faz uso de alguns medicamentos para controlar a glicose, e de alguns antiinflamatórios.

Caso você faça uso de medicamentos, fale com seu médico

sobre o assunto.

**Efeitos colaterais:** em excesso, o alho pode causar problemas digestivos, dores de cabeça, dores nos rins, cólicas, vômitos, diarréia, tontura, além de problemas de sangramento ou de coagulação sangüínea e irritação intestinal.

## DICAS ÚTEIS

- Para eliminar o odor exalado após o consumo de alho, beber o suco diluído de limão, ou então mastigar por algum tempo folhas de alface, salsa, erva-doce, cravo ou café em grão torrado.
- No combate a calos e verrugas, recomenda-se proteger as zonas circundantes com vaselina.
- Para eliminar o cheiro das mãos após lidar com alho, esfregue uma colher, como se fosse um sabonete, debaixo de água corrente.
- Outra maneira de eliminar o cheiro é esfregar as mãos com um pouco de pó de café, e depois lavá-las com água corrente.

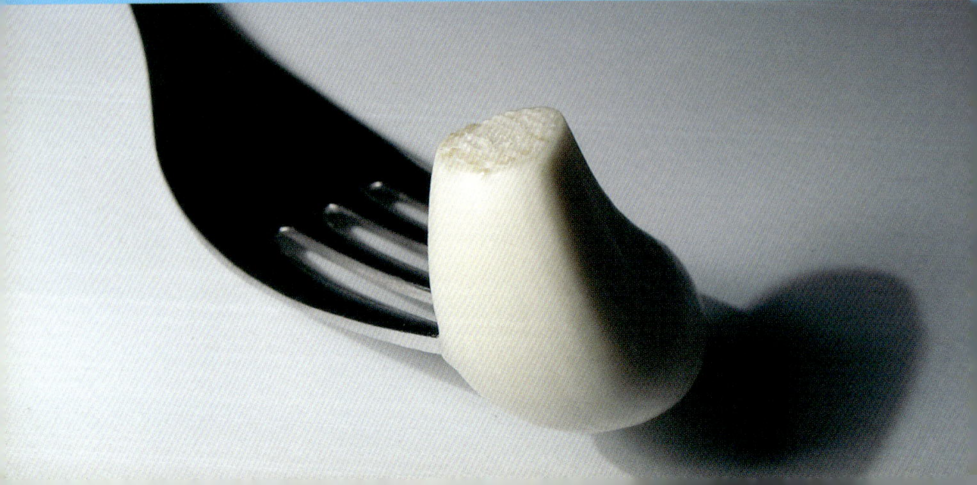

# O Alho Aplicado em Plantas e Animais

Além das inúmeras propriedades já expostas, o alho também é usado como repelente de bactérias e fungos que afetam plantas e animais.

## Receitas para produzir repelentes

- 1 bulbo de alho
- 1 colher grande de sabão picado e diluído em um pouco de água
- 2 colheres de sopa de parafina líquida

Amassar o alho, misturando aos poucos com a parafina líquida. Diluir este preparado em dez litros de água e o sabão já dissolvido. Pulverizar logo em seguida.

- 100g de alho
- 1/2 litro de água
- 10g de sabão
- 2 colheres de óleo mineral

Os dentes de alho devem ser triturados ou moídos, para então ficarem em repouso por 24 horas, misturados com as duas colheres de óleo mineral. À parte, dissolver o sabão no meio litro de água. Misturar, então, todos os ingredientes e adicionar dez litros de água. Está pronto para pulverizar.

# O Alho na Culinária

Quem já não usou este bulbo como tempero de carnes, peixes, verduras, legumes, sopas? Quem já não comeu a famosa pizza alho-e-óleo?

Porém, use o alho assim como saiu da terra. Sinta-lhe o cheiro forte nas mãos, para ter certeza de que está ingerindo saúde.

Produto industrializado contém conservante e outros ingredientes que não garantem a pureza do alho.

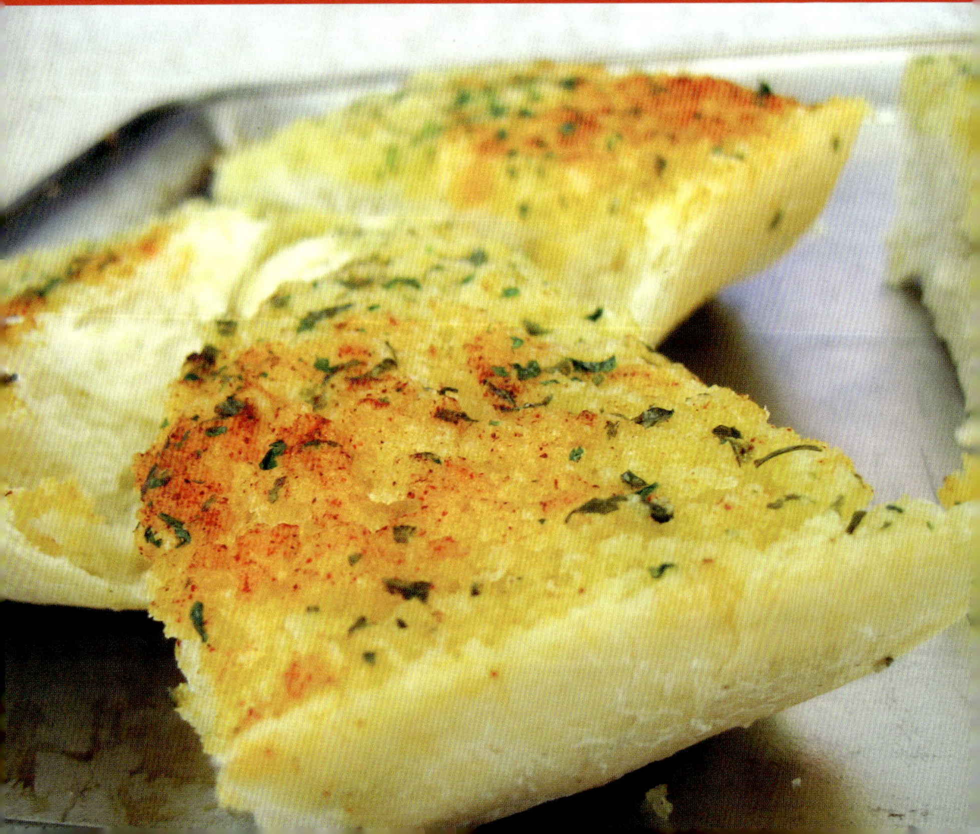

## Pão com alho

- De 5 a 6 dentes de alho
- 5 colheres de sopa de margarina
- 3 colheres de sopa de requeijão ou maionese
- 5 pães franceses
- Sal, salsa e cebolinha verde

Amasse bem o alho e misture-o com os demais ingredientes. Corte o pão ao meio e passe o creme obtido. Depois, asse no espeto ou no forno por alguns minutos. Sirva como entrada ou no churrasco.

## Espaguete ao alho-e-óleo

Para 4 pessoas

- 400g de espaguete
- 1/2 xícara de óleo de oliva
- 3 dentes de alho, picados ou amassados
- Sal e pimenta

Cozinhe a massa de acordo com as instruções do fabricante. Aqueça o óleo em uma frigideira. Doure o alho, sem queimar, por aproximadamente três minutos. Escorra a massa cozida e coloque-a em uma travessa. Por cima, coloque o alho e o azeite, o sal e a pimenta. Misture bem e sirva quente.

## Alho assado com creme de ricota e manjericão

- 6 cabeças de alho
-1 xícara (chá) de caldo de galinha
-1/2 xícara (chá) de vinho branco seco
-100g de ricota
- As folhas e a parte mais macia de 1/2 maço pequeno de manjericão
- 1/2 xícara (chá) de azeite de oliva
- Sal e pimenta-do-reino moída na hora
- Pão para acompanhar

Ligue o forno à temperatura média. Corte a parte superior de cada cabeça de alho, retirando apenas a casca, de modo que os dentes do alho permaneçam unidos. Coloque numa assadeira, com a parte cortada para cima. Regue com o caldo de galinha e o vinho. Leve ao forno por uma hora, ou até o alho ficar macio. Durante esse tempo, regue com o molho que vai ficando na assadeira. Retire do forno e cubra o alho com a ricota, o manjericão, três colheres de sopa de azeite de oliva e o sal, tudo batido no processador. Polvilhe a pimenta-do-reino e regue com o azeite de oliva restante. Volte ao forno por mais 20 minutos ou até a ricota começar a derreter. Sirva com pão e o molho formado na assadeira.

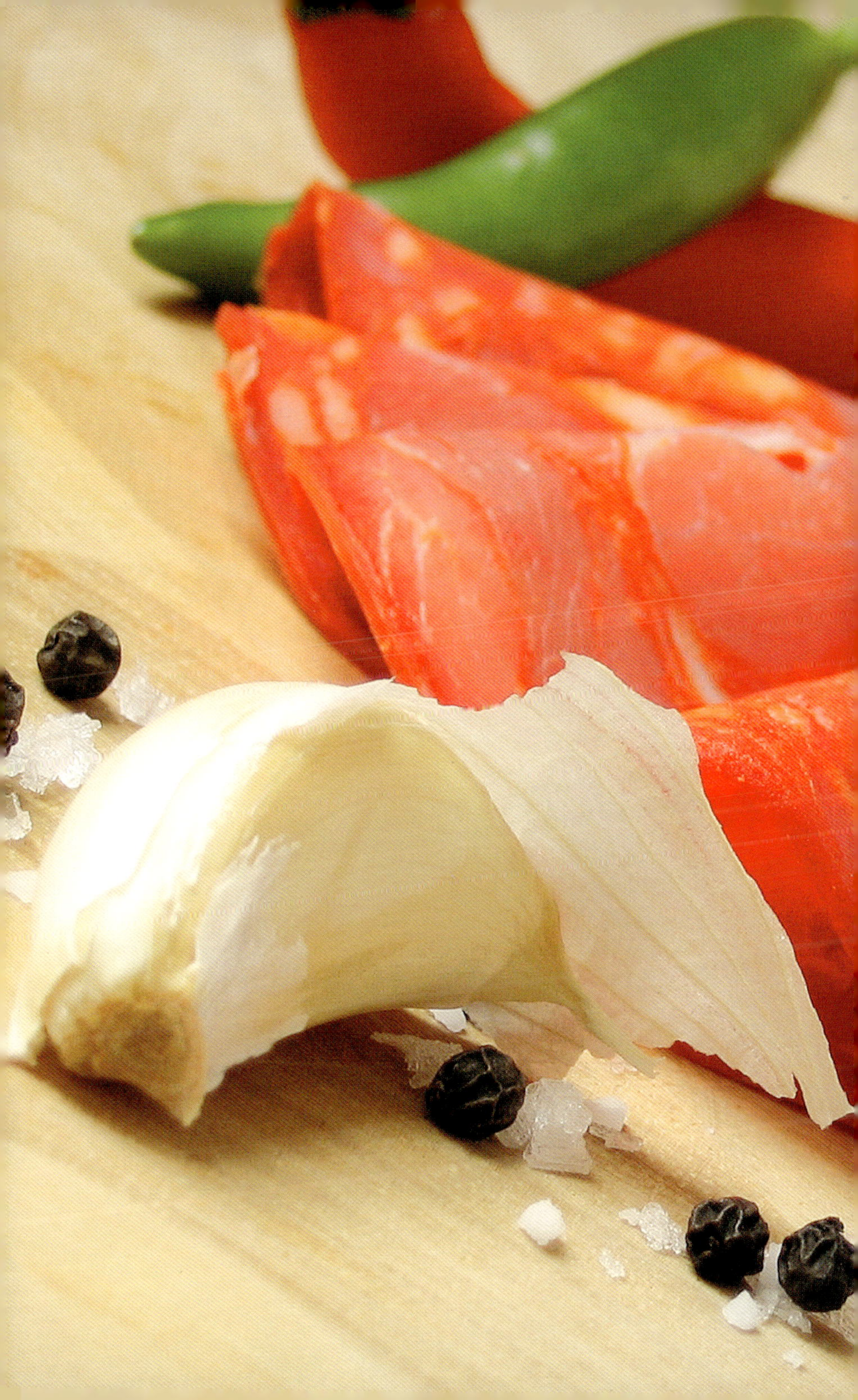

O que é, o que é?
Não come, mas
tem dente.
Tem barba e não
é gente.

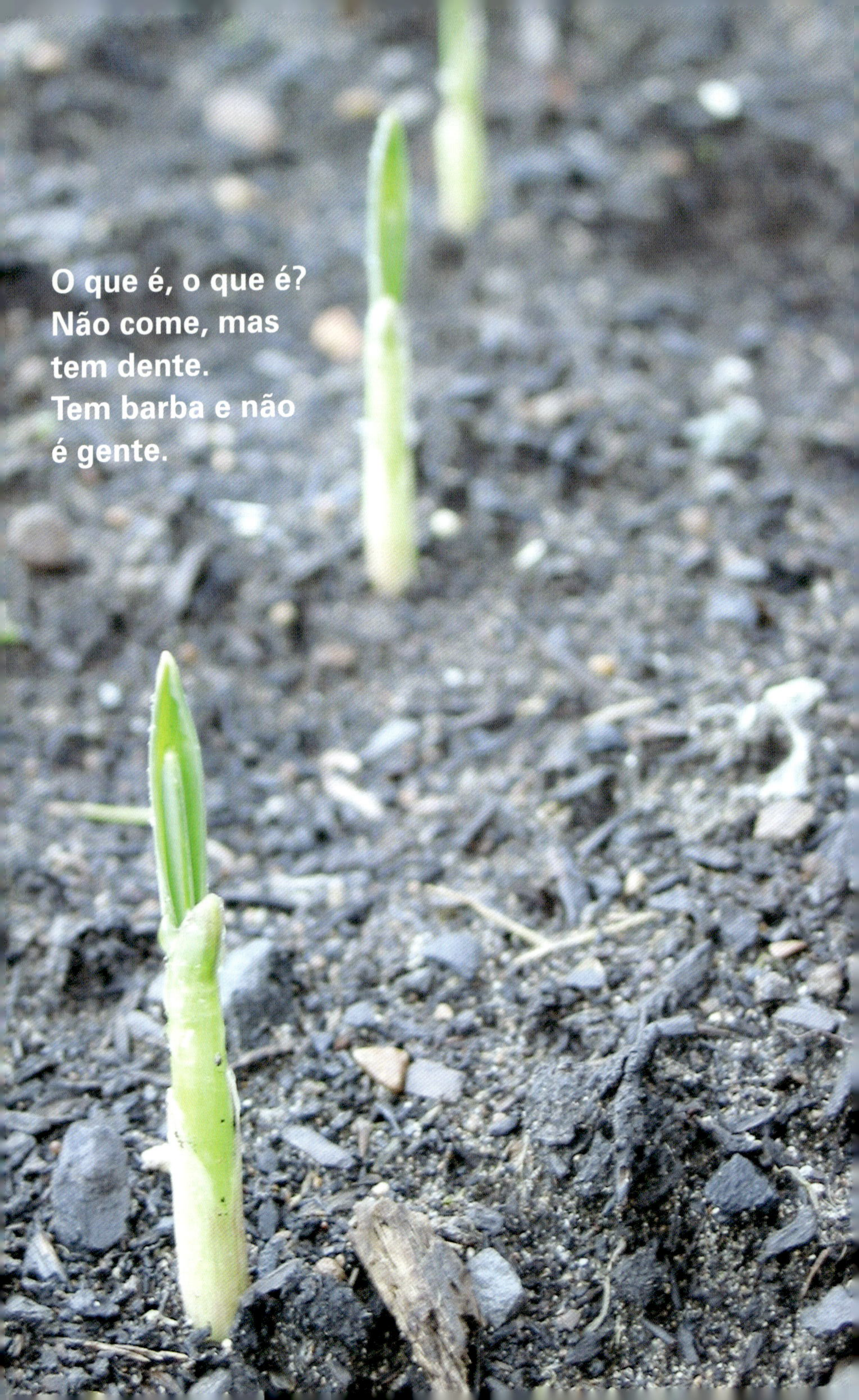

# Como Cultivar o Alho?

Em floreiras de 20 a 30 cm de profundidade:

- Coloque uma camada rasa de pedras, cascalho ou cacos de cerâmica no fundo da floreira, para facilitar a drenagem. Por cima, terra adubada com húmus.
- Separe os dentes de alho, plantando-os com o lado reto apontado para baixo, a uma profundidade de 2,5 a 5 cm e a uma distância de 8 cm. Regue uma vez por dia. O bulbo poderá ser colhido quando o caule estiver amarelado e seco. A floreira deve ficar em local ensolarado e arejado.
- O plantio é feito preferencialmente em janeiro.

Em canteiros:

- No quintal de casa, o alho prefere solos bem drenados, irrigados e ricos em húmus, com sol em abundância. O plantio é feito com os dentes do alho, com o lado reto apontado para baixo.
- O espaço ideal entre cada planta é de 25 cm x 10 cm. A colheita deverá ser feita quando as folhas começarem a secar, o que ocorre entre 120 a 190 dias após o plantio. O armazenamento é feito em locais frescos e secos, com pouca luminosidade.
- Para o cultivo em larga escala, tanto o clima quanto o solo devem ser analisados por profissionais da área agrícola.

# Bibliografia

Boletim da Comissão Catarinense de Folclore. Florianópolis, ano 6, nºs 20/21, setembro/dezembro de 1954.

BONTEMPO, Márcio. **Medicina Natural**. São Paulo, Nova Cultural. 1994.

BRANDÃO, Maria das Graças. **Plantas Medicinais e Fitoterapia. Belo Horizonte, Editora: Faculdade de Farmácia da UFMG, 2003.**

**CAMPOS, Eduardo.** Medicina popular; superstições, crendices e meizinhas. 2ª ed. Rio de Janeiro, Livraria Editora da Casa do Estudante do Brasil, 1955.

FRANCO, G. **Tabela de Composição Química dos Alimentos. Atheneu: São Paulo, 9ª ed., 1992.**

**FOSTER. Steven. 101 Medicinal Herbs.** Interweave Press, 1998, USA.

SATO, T. MIYATA, G. **The Nutraceutical Benefit, part IV: Garlic. Nutrition, S.I., v.16, nº9, p.787-788, 2000.**

**VANACLOCHA. Bernat & FOLCARA, Salvador C. Fitoterapia Vade-mécum de Prescripción**. Masson, Barcelona, 2003.